AF476827

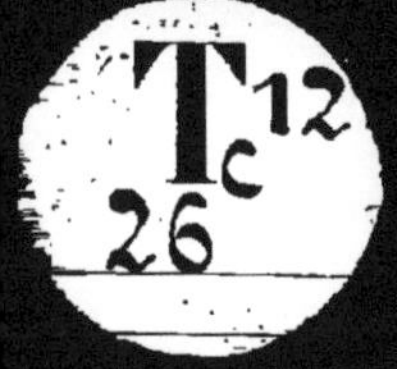
Tc 12
26

NOUVELLES DÉCOUVERTES

POUR VIVRE PLUS DE

80 ANS

SANS INFIRMITÉS

Et pour conserver longtemps

LES FORCES ET L'AGILITÉ DU JEUNE AGE

PAR

M. J. P. DE LOSTALOT-BACHOUÉ,

DE VIALER (BASSES-PYRÉNÉES)

Docteur en médecine de la Faculté de Paris, ancien Premier Chirurgien auxiliaire de l'Hôtel-Dieu de Montpellier,
Membre titulaire du Cercle chirurgical de cette ville,
Auteur d'une nouvelle Doctrine médicale approuvée, le 24 juin 1828, par l'Académie de Médecine de Paris
Inventeur de l'Agriculture panhydre
Approuvée par l'Athénée des Arts et par une décision de M. le Ministre de l'Intérieur, à la date du 5 février 1864

TRAVAIL

PROUVANT MATÉRIELLEMENT, COMME 2 ET 2 FONT 4, QUE DIEU, L'AME, SATAN LE PARADIS ET L'ENFER ONT UNE EXISTENCE RÉELLE; QUE LA VIE EST PLUTOT LE RÉSULTAT D'UNE VOLONTÉ DIVINE QUE LE RÉSULTAT D'UNE ACTION CHIMIQUE MATÉRIELLE SPONTANÉE; ET QUE LE SOL PEUT ÊTRE CULTIVÉ DE MANIÈRE A CE QUE RICHES ET PAUVRES AIENT PARTOUT ASSEZ DE VIANDE, DE LAIT, D'ŒUFS, DE POISSON, DE LÉGUMES, DE FRUITS ET DE PAIN DE FROMENT POUR SE BIEN NOURRIR, ET ASSEZ DE BOIS DE CHAUFFAGE ET DE CONSTRUCTION POUR SE BIEN ABRITER CONTRE LE FROID ET L'HUMIDITÉ.

In-8°. — Prix : 1 franc

PARIS, 25 JUILLET 1865

DÉCOUVERTES

DU DOCTEUR J. P. DE LOSTALOT-BACHOUÉ

De Vialer (Basses-Pyrénées)

POUR VIVRE PLUS DE 80 ANS SANS INFIRMITÉS

ET POUR CONSERVER LONGTEMPS LES FORCES ET L'AGILITÉ DU JEUNE AGE

DARTY.

Dites-moi donc, docteur, ce que vous avez découvert, car moi aussi je tiens à connaître quels sont les systèmes de religion, d'hygiène, d'éducation, de médecine et d'agriculture qui peuvent le mieux prolonger la durée de la vie.

DE LOSTALOT.

Écrivez, je vais vous le dire en peu de mots.

DARTY.

Dictez.

DE LOSTALOT.

J'ai découvert que la vie est plutôt le résultat de la volonté d'un Dieu que le résultat d'un travail matériel spontané, par la raison toute physique qu'elle est plutôt réalisée par une foule d'éléments différents et séparés que par un seul élément, et par la raison que c'est une loi physiologique qu'un grand nombre d'êtres hétérogènes ne peuvent jamais marcher vers un même but calculé et prévu qu'à la condition d'être ralliés, commandés et guidés — et voilà justement pourquoi il nous est impossible d'avoir une santé physique et morale complète sans la foi en

Dieu, et voilà justement pourquoi le médecin est tenu de professer et de prescrire plutôt la religion que l'athéisme et le matérialisme.

DARTY.

Après ?

DE LOSTALOT.

J'ai découvert que, par cela même qu'il est physiquement impossible que l'oxygène, l'hydrogène, le carbone, l'azote, le soufre, l'iode, le phosphore, les métaux, les oxydes, les acides, les sels, l'électricité, le calorique, la lumière et les divers astres, puissent avoir une même idée, une même volonté, une même prévoyance, une même intelligence, un même désir de s'unir, par cela même il est donc physiquement certain que ces divers éléments ne s'associent pour réaliser chaque phénomène de la vie, et pour former et entretenir le globe terrestre et le corps de chaque homme, de chaque animal et de chaque plante, que parce qu'ils sont guidés par un Dieu Tout-Puissant, que parce qu'ils sont forcés d'obéir à une puissance surnaturelle. Si Bichat, Gall, et Broussais avaient fait attention qu'un grand nombre d'êtres différents ne peuvent jamais marcher vers un même but calculé et prévu sans être commandés et guidés, ils auraient évité, à coup sûr, d'afficher le matérialisme qu'ils ont affiché. Mais leur génie s'est borné à regarder marcher la voiture de la vie sans songer au moteur invisible et indispensable qui la conduit.

DARTY.

Après ?

DE LOSTALOT.

J'ai découvert que les êtres vivants marchent vers la mort malgré leur volonté et contrairement à leurs intérêts, et que, par conséquent, ils y sont forcément poussés par une puissance divine supérieure à la leur.

DARTY.

Après ?

DE LOSTALOT.

J'ai découvert que, sans un Dieu, les éléments matériels, livrés à eux-mêmes, n'auraient aucun intérêt à s'enchaîner de manière à former l'homme et l'animal pour les faire vieillir, souffrir et mourir; à former le végétal pour le faire brouter, hacher et brûler; à former les groupes minéraux pour les faire user et pulvériser par le temps.

DARTY.

Après ?

DE LOSTALOT.

J'ai découvert que l'équilibre entre les naissances et les décès, entre les mâles et les femelles, entre la sécheresse et l'humidité, entre le froid et la chaleur, et entre les composés solides, les composés liquides et les composés gazeux, ne peut être produit par aucun être de la nature, ne peut être produit et entretenu que par un Dieu surnaturel et tout-puissant qui ne meurt jamais.

DARTY.

Après?

DE LOSTALOT.

J'ai découvert que l'existence de Dieu est donc aussi réelle que l'existence des groupes matériels calculés et prévus, qui constituent le globe terrestre et la partie visible des êtres vivants que ce globe contient; et je suis donc aussi certain que le Dieu tout-puissant des chrétiens existe que je suis certain que les divers astres et les divers atomes sont incapables d'avoir une même idée, et de pouvoir seuls se grouper pour établir un même calcul; et je suis donc aussi certain que ce Dieu existe que je suis certain que l'oxygène, l'hydrogène, le carbone, l'azote, le phosphore, les acides, les sels, l'électricité, la lumière, le calorique, etc., sont incapables de se mettre d'accord, d'eux-mêmes, pour faire succéder régulièrement le fils au père, pour remplacer à tout instant la vieille matière de leur corps par une matière nouvelle, et pour remplacer les individus morts par un nombre suffisant d'individus vivants, et pour faire un nombre suffisant de mâles pour un nombre suffisant de femelles. La science en main, je viens donc soutenir que la création, le déluge et le rétablissement des conditions de la vie après le déluge, ont donc été plutôt le résultat d'une volition divine que le résultat d'un travail matériel spontané.

DARTY.

Après ?

DE LOSTALOT.

J'ai donc découvert que, par cela même que la nature a pour loi qu'un grand nombre d'êtres différents et séparés ne peuvent jamais s'entendre de manière à réaliser un même but calculé et prévu sans être commandés et guidés par une puissance étrangère, par cela même il est donc physiquement impossible que, sans un Dieu, les divers éléments matériels aient jamais pu s'entendre d'eux-mêmes de manière à former et entretenir le globe terrestre et le corps de chaque homme, de chaque animal et de chaque plante : par cela même il est donc physiquement impossible que, sans un Dieu, les divers astres et les divers atomes aient jamais pu s'entendre d'eux-mêmes, de manière à établir et entretenir l'ordre de la nature et l'ordre de la vie : par cela même il est donc physiquement impossible que, sans un Dieu, les diverses molécules organiques pussent s'entendre d'elles-mêmes, de manière à faire en Amérique les mêmes mâles, les mêmes femelles, les mêmes organes et le même nombre d'organes qu'en Europe et le reste de la terre : par cela même, il est donc physiquement impossible que, sans un Dieu, les divers éléments matériels aient jamais pu s'entendre d'eux-mêmes de manière à produire le déluge qui a démoli les trois règnes de la nature : par cela même, il est donc physiquement impossible que, sans un Dieu, ces divers éléments aient jamais pu s'entendre, d'eux-mêmes, de manière à rétablir les conditions de la vie après le déluge : par cela même, il est donc physiquement impossible que, sans une âme, nos nombreux et différents muscles puissent s'entendre, d'eux-mêmes, de manière à se contracter tous ensemble toutes les fois qu'il s'agit de nous faire sauter, courir, grimper, pirouetter, mettre en garde, etc. Je soutiens donc que le globe terrestre et les êtres vivants n'ont jamais pu se former, s'entretenir, se renouveler, se démolir et se reconstruire, sans l'assistance d'un Dieu, par la raison qu'ils sont plutôt composés par une foule d'éléments différents que par un seul élément, et par la raison qu'un grand nombre d'êtres différents sont incapables de se mettre d'accord de manière à réaliser un même but, sans un commandement extérieur.

DARTY.

Après?

DE LOSTALOT.

J'ai donc découvert que les divers astres et les divers atomes ne s'agitent, ne s'associent et ne se sacrifient que pour accomplir une mission imposée, que pour obéir à une puissance différente de la leur, que pour rendre la vie humaine possible, que pour prouver à l'homme qu'il vient de Dieu et que Dieu le jugera, le récompensera ou le punira.

DARTY.

Après?

DE LOSTOLAT.

Comme tous les géologues, j'ai découvert que la matière de la terre a été nécessairement fluide en tous points avant de pouvoir se transformer en couches horizontales solides; mais autrement que les géologues, j'ai découvert que cette matière n'a jamais pu être fluide en masse qu'à la condition expresse d'être radicalement inerte, c'est-à-dire qu'à la condition d'être entièrement privée de toutes les forces motrices et de toutes les forces vitales que la science lui attribue.

DARTY.

Après ?

DE LOSTALOT.

J'ai découvert qu'il est physiquement impossible, en effet, que la matière de la terre eût jamais pu être un seul instant fluide en tous points, si ses éléments matériels avaient toujours eu les forces d'attraction, d'affinité, de cohésion, de capillarité, de pondération et de vitalité qui la transforment de nos jours en composés solides, en composés liquides et en composés gazeux.

DARTY.

Après ?

DE LOSTALOT.

J'ai découvert que la première fluidité de la matière de la terre était donc plutôt une fluidité produite par l'inertie et par la dispersion des éléments matériels, comme le dit Moïse, qu'une fluidité pareille à celle des liquides et des gaz actuels, comme l'ont pensé à tort Leibnitz, Palissy, Leduc, Stenon, Woodwart, Buffon, Cuvier et autres géologues.

DARTY.

Après ?

DE LOSTALOT.

J'ai découvert que sans un Dieu il n'y a pas de raison physique pour que les éléments matériels aient pu et acquérir d'eux-mêmes, à une époque donnée, des forces motrices et des forces vitales qu'ils n'avaient pas à une autre époque, et se concerter et se grouper de manière à former les êtres vivants et de manière à les démolir par un déluge après les avoir formés.

DARTY.

Après ?

DE LOSTALOT.

J'ai découvert que le même déluge a pu produire tous les sédiments et tous les bouleversements matériels que les géologues attribuent à tort à plusieurs déluges.

DARTY.

Après?

DE LOSTALOT.

J'ai découvert que par cela même que Dieu avait créé primitivement la terre et imposé ses lois à la race humaine, par cela même le déluge a été plutôt le résultat d'une volonté divine et le résultat d'une punition infligée à l'humanité ingrate et coupable que le résultat d'un travail matériel spontané, que le résultat de prétendus soulèvements accidentels de montagnes nouvelles au fond du lit des mers, que le résultat fortuit de prétendues réactions du feu central de notre globe.

DARTY.

Après?

DE LOSTALOT.

J'ai donc découvert qu'au moment de la première formation des êtres naturels, il a nécessairement fallu un Dieu et pour créer les éléments matériels s'ils n'existaient pas de toute éternité, et pour les animer s'ils étaient naturellement inertes, et pour guider leurs affinités et leurs associations s'ils étaient naturellement mobiles, et pour arrêter le travail de refroidissement et de solidification du globe, juste au degré qui laisse subsister assez de fluides et assez de gaz, si ce globe était préalablement un globe de feu.

DARTY.

Après?

DE LOSTALOT.

J'ai découvert que, par cela même que toutes les parties de la nature sont nécessaires au cours de la vie, par cela même Dieu les a nécessairement créées plutôt en quelques moments ou en quelques jours qu'en diverses époques éloignées les unes des autres.

DARTY.

Après?

DE LOSTALOT.

J'ai découvert que le mouvement normal de la nature est donc plutôt un mouvement religieux qu'un mouvement impie; un mouvement plutôt divin que simplement matériel. — En effet, je soutiens que ce mouvement est plutôt divin que simplement matériel, par la raison qu'il est calculé et prévu, par la raison qu'il est accompli plutôt par une foule d'éléments différents que par un seul élément.

DARTY

Dictez.

DE LOSTALOT.

J'ai découvert que toutes les matières de notre corps sont associées et mises en correspondance avec les agents extérieurs, de manière à prouver que la religion et la morale sont des vérités et non des préjugés; de manière à prouver que la pratique du bien nous conserve et que la pratique du mal nous démolit; de manière à prouver que le cours de la vie est possible sans la pratique du mal, et de manière à prouver que Dieu ne place en nous le penchant au mal à côté du penchant au bien qu'afin de nous mettre à même d'acquérir le mérite volontaire de pratiquer plutôt le bien que le mal et qu'afin de pouvoir nous juger, nous punir ou nous récompenser. Voilà pourquoi précisément la santé et le bonheur ne se trouvent qu'au bout de la vertu et de la piété, ne se trouvent qu'au bout de la sainteté religieuse, pour laquelle Dieu nous donne un corps et une âme. Voilà pourquoi aussi l'homme dégradé par les vices et par les crimes ne peut retrouver son équilibre matériel qu'en se corrigeant pour obéir à Dieu.

DARTY.

Après ?

DE LOSTALOT.

J'ai découvert que le stimulant extérieur qui correspond à notre penchant au mal ne saurait être le même que le stimulant extérieur qui correspond à notre penchant au bien, et que, par conséquent, l'existence de Satan est aussi certaine que l'existence de Dieu. En effet, c'est une loi physiologique que notre vie ne s'entretient qu'au moyen des influences extérieures qui excitent nos bonnes et nos mauvaises tendances. A nous seulement la précaution de n'écouter que les inspirations étrangères qui nous engagent à bien agir.

DARTY.

Après ?

DE LOSTALOT.

J'ai découvert que par cela même que notre corps est composé par une foule d'éléments matériels différents, par cela même la sensation générale de notre *moi vital* serait physiquement impossible sans l'existence d'une âme immatérielle et indivisible aussi étendue que ce corps. En effet, sans cette âme, comment voudrait-on que tous les organes pussent éprouver instantanément la même sensation? Comment voudrait-on que le cerveau pût distinguer que le pied a été touché plutôt par un fragment de bois que par un fragment de fer? Ne voit-on pas que les sensations se promènent d'un atome à l'autre sans que ces atomes les suivent? Ne faudrait-il pas que notre corps ne fût qu'un même élément simple, qu'un même tout, qu'un même bloc indivisible, pour que, sans une âme, toute l'étendue de sa substance pût éprouver et distinguer chaque sensation? Est-ce que, sans une âme capable de juger les impressions sur tous les points du corps où elles se produisent et capable de donner l'éveil à tous les atomes à la fois, nos nombreux et différents muscles pourraient s'entendre de manière à nous faire sauter, courir, grimper, mettre en garde? Est-ce que, sans une âme directrice, toutes les parties de notre corps sauraient s'entendre de manière à pratiquer le bien plutôt que le mal, ou le mal plutôt que le bien? N'est-il pas évident que la vie ne pourrait se communiquer d'un atome à l'autre si (comme l'ont pensé à tort Bichat, Gall, Broussais et autres médecins matérialistes) elle n'était que le mouvement matériel même de chaque atome? Est-ce que les sensations vitales ne resteraient pas forcément renfermées dans les atomes impressionnés si réellement la vie n'était qu'une propriété dynamique inhérente à la matière? Du moment où les sensations peuvent quitter l'atome A, situé au pied, pour aborder l'atome B, situé au cerveau, sans que A et B se rapprochent pour se confondre, n'est-il pas évident qu'elles sont plutôt l'attribut d'une âme que l'attribut de A ou de B? Pour que les impressions et les idées pussent être perçues et jugées plutôt par le cerveau que par une âme, ne faudrait-il pas que l'oxygène, l'hydrogène, le carbone, l'azote, le phosphore, les oxydes, les acides, le calorique, le fluide électrique, etc., qui composent chaque molécule cérébrale, fussent capables d'avoir une même sensibilité, une même prévoyance et une même intelligence; fussent capables de marcher vers le même but sans guide; fussent capables de porter un même jugement et de dicter les mêmes mouvements musculaires? A cause des nombreux et différents éléments matériels qu'il faut faire marcher vers le même but, n'est-il donc pas évident que tous les phénomènes de la santé, des maladies et de la vie, sont plutôt le résultat de l'action d'un Dieu et d'une âme que le résultat d'un travail purement matériel? Est-ce qu'un travail spontané, je le répète, aurait pu, sans un Dieu, faire succéder régulièrement le fils au père depuis la création, aurait pu dissoudre les trois règnes de la nature au moyen d'un déluge, et les reconstruire après ce déluge? L'existence de Dieu et de l'âme n'est-elle donc pas aussi certaine que l'existence des corps visibles?

DARTY.

Après?

DE LOSTALOT.

J'ai donc découvert que Dieu ne compose, n'entretient et ne renouvelle notre corps que pour le prêter à notre âme responsable.

DARTY.

Après?

DE LOSTALOT.

J'ai donc découvert que notre destinée responsable et immortelle exige une âme qui puisse à volonté faire accomplir le bien et le mal à nos organes, une âme qui puisse diriger le corps contre le Dieu même qui fait, entretient et renouvelle ce corps.

DARTY.

Après ?

DE LOSTALOT.

J'ai découvert que nous portons en nous-mêmes la preuve physiologique qu'il y aura pour nous une nouvelle vie après notre mort, et que cette nouvelle vie se passera dans un enfer ou dans un paradis, selon la manière criminelle ou vertueuse dont nous aurons volontairement agi. — N'est-il pas évident, en effet, que nous sommes responsables de nos actions, précisément parce que nous pouvons, à volonté, pratiquer le bien ou le mal avec connaissance de cause, et que nous serons inévitablement jugés, punis ou récompensés précisément parce que nous sommes responsables? N'est-il pas évident que nous aurions les mêmes facultés vitales que l'animal si notre destinée future devait être la même que celle de l'animal? N'est-il pas évident que nous n'avons le besoin de chercher Dieu, d'aimer Dieu et d'invoquer Dieu que parce que nous sommes faits pour aboutir à Dieu? Est-ce que chaque attribut de notre vie terrestre n'a pas pour but la vie céleste ? Est-ce que l'idée du néant satisfait aucun de nos besoins naturels? Est-ce que notre besoin d'acquérir le mérite de toujours bien penser et bien agir ne prouve pas que Dieu nous attend pour nous juger? Est-ce que notre besoin d'invoquer Dieu, de craindre Dieu, d'acquérir le mérite de bien agir, de respecter la dépouille de nos semblables, d'espérer un avenir sans fin, de faire le bien pour le mal, ne serait pas plutôt incommode qu'avantageux si, comme les animaux et les végétaux, nous étions destinés à ne posséder que la vie d'ici-bas? La nature visible ne prouve-t-elle donc pas et que l'homme est le seul être de la création qui possède à la fois les attributs de la vie de la terre et les attributs de la vie du ciel, et qu'il nous est impossible d'avoir une santé physique et morale complète sans la précaution de bien satisfaire tous les besoins qui concernent ces deux vies? N'est-il donc pas évident que Dieu ne compose et ne renouvelle nos organes que pour les prêter à notre âme responsable? Pour que notre âme puisse être jugée, ne faut-il donc pas qu'elle puisse mouvoir notre corps contre Dieu lui-même ? Est-ce que, sans une âme indivisible, immatérielle et impérissable, notre corps mortel pourrait subir les conséquences finales de notre responsabilité? Est-ce que la matière visible n'est donc pas composée et arrangée de manière à prouver que l'athéisme et le matérialisme sont de véritables erreurs scientifiques et philosophiques? Est-ce que l'hygiène, la médecine et la physiologie ne prouvent donc pas que nous sommes plutôt faits pour la vie catholique que pour la vie anticatholique?

DARTY.

Après?

DE LOSTALOT.

J'ai découvert, en effet, que la sainteté catholique est la résultante vitale qui ménage le mieux nos organes et qui s'accorde le mieux avec la direction de leurs fibres et avec le but normal de leurs besoins. Aussi, que de vieillards de plus et de maladies de moins si, du berceau au tombeau, on prenait la salutaire habitude de pratiquer exactement et sincèrement tous les préceptes du catholicisme ; si, du berceau au tombeau, riches et pauvres voulaient être constamment plutôt bons que méchants, plutôt doux que colères, plutôt patients qu'impatients, plutôt cléments que vindicatifs, plutôt charitables qu'avares, plutôt amis de la vérité que du mensonge, plutôt pieux qu'impies, plutôt sobres qu'intempérants, plutôt laborieux que paresseux, plutôt chastes que libertins, sous tous les rapports plutôt vertueux que criminels !

DARTY.

Après?

DE LOSTALOT.

J'ai découvert, en effet, que l'équilibre qui résulte de la sainteté catholique, du travail en plein air, d'un long sommeil chaque nuit, d'un logement sec et d'une nourriture sans épices et sans spiritueux, est le moyen le plus efficace que le médecin puisse prescrire pour calmer le cerveau, les nerfs, les muscles et les divers vaisseaux, pour apaiser la douleur, pour faciliter la circulation, pour rendre la pensée lucide, pour adoucir le caractère, pour dompter le chagrin, l'ennui, la jalousie, l'orgueil et les mauvais penchants, pour maintenir l'espérance et pour procurer une vie longue, heureuse et riante.

DARTY.

Après ?

DE LOSTALOT.

J'ai découvert, au contraire, que notre vie devient d'autant plus courte, plus maladive, plus malheureuse et plus convulsive que nous nous éloignons davantage de la sainteté catholique et de l'agriculture, et que nous saturons nos nerfs d'électricité à force de tabac, d'épices, de spiritueux, d'études trop prolongées, de passions exagérées et de plaisirs nocturnes. — Bien pratiquer la religion et la morale, travailler les champs le jour, dormir paisiblement la nuit, se garantir du froid et de l'humidité, et se bien nourrir sans se donner trop de sang et d'électricité , tels sont donc les seuls moyens qui puissent arrêter la marche sinistre du dépérissement progressif de la race humaine.

DARTY.

Après?

DE LOSTALOT.

J'ai découvert que le système des athées et des matérialistes est donc faux et nuisible sous tous les rapports : faux et nuisible, parce qu'en neutralisant la foi en Dieu il détruit l'espérance et aggrave toutes les maladies; faux et nuisible, parce qu'en substituant l'idée du néant à l'idée de l'immortalité, il arrête l'élan normal de la santé et de la vie; faux et nuisible, parce que chaque phénomène de la vie est réalisé plutôt par un grand nombre d'éléments matériels différents et séparés que par un seul élément; faux et nuisible, parce qu'il est physiquement impossible que les divers astres et les divers atomes puissent marcher d'accord vers un même but calculé et prévu sans être commandés et guidés par un Dieu; faux et nuisible, parce qu'il est physiquement impossible que nos divers nerfs, nos divers muscles et nos divers viscères puissent s'entendre de manière à nous faire pratiquer à volonté le bien ou le mal sans le commandement et sans la direction d'une âme; faux et nuisible, parce que notre corps est composé de manière à se mieux trouver de la piété que de l'impiété; faux et nuisible, parce que notre corps n'est pas un même tout simple et impérissable qui puisse se former, se renouveler et se conduire sans l'assistance d'un Dieu et d'une âme; faux et nuisible, parce qu'il est certain que les êtres vivants ne marchent vers la mort qui les dissout que parce qu'ils y sont forcément poussés par une puissance surnaturelle.

DARTY.

Après?

DE LOSTALOT.

J'ai découvert que la vie humaine ne devient donc de plus en plus maladive et de plus en plus courte que parce que les populations ne parlent de l'agriculture, de l'hygiène, de la morale et de la religion que pour en éluder la pratique; que parce que les savants ont formulé une fausse science, une fausse philosophie et une fausse médecine qui portent à croire que la vie est plutôt le résultat d'un travail matériel, spontané, que le résultat d'une volition divine ; que parce que l'ouvrier n'a pas assez de viande et de pain de froment pour se bien nourrir, ni assez de laine et de bois pour se bien abriter contre le froid et l'humidité; que parce que riches et pauvres s'électrisent outre mesure à force de tabac, d'épices, de spiritueux, d'essences, d'ail, d'oignon, de travaux abstraits, de veilles prolongées, de repas copieux et d'orgies de tout genre.

DARTY.

Après?

DE LOSTALOT.

J'ai découvert que l'homme vit donc d'autant plus longtemps sans maladies et sans infirmités que la correspondance qui existe entre ses organes et leurs stimulants extérieurs développe moins d'électricité. C'est donc le fluide électrique développé par les aliments excitants, par la lumière trop vive, par le trop de chaleur, par les odeurs fortes, par le bruit excessif, par les passions contre nature, par les veilles et les études trop prolongées, par les relations sociales et religieuses exagérées, etc., qui fatigue les nerfs et le cerveau et qui démolit peu à peu tous les organes. — Aussi si Cornaro, tout maladif qu'il était, a vécu plus de cent ans, c'est évidemment parce qu'il a su et voulu se conduire en toutes choses de manière à éviter toute forte et toute longue électrisation. Aussi heureux l'homme qui vit de viandes fraîches, de lait, d'œufs, de légumes et fruits cuits, de pain de froment et d'eau rougie, sans épices, sans spiritueux et sans tabac; qui travaille et dort en bon air, qui soigne bien ses transpirations et qui vit en vrai religieux : sa vie terrestre sera longue et heureuse, sans perdre les bénéfices de la vie céleste.

DARTY.

Après?

DE LOSTALOT.

J'ai découvert que notre vie cesse de marcher aussitôt qu'elle n'est plus stimulée par une occupation habituelle, par une inclination, par une sympathie extérieure. Aussi heureux l'homme qui s'attache plutôt à Dieu qu'aux objets périssables qui l'entourent ! Sa vie ne risquera jamais de se trouver prématurément brisée, puisque la sympathie divine sera toujours en action pour l'entretenir! Que de vieillards de moins et de maladies de plus, parce qu'on ne se conduit pas de manière à ce que la sympathie divine impérissable domine toutes les sympathies périssables ! parce qu'on s'attache à des objets qui peuvent disparaître au moment où l'on s'y attend le moins ! parce qu'on quitte les occupations journalières qui stimulaient habituellement chaque organe, fixaient la pensée et mettaient en jeu les fibres et la circulation des fluides! — L'amour de Dieu, l'amour du devoir, l'amour du prochain et l'amour du travail, tels sont véritablement les quatre stimulants qui peuvent le mieux faire marcher la vie jusqu'au terme final de sa durée naturelle.

DARTY.

Après?

DE LOSTALOT.

J'ai découvert que le poivre, le girofle, la canelle, le café, le thé, la muscade, la vanille, le tabac, l'ail, l'oignon, le vin pur, l'eau-de-vie, les liqueurs alcooliques, le trop de sel et le trop de sucre, ne sont si dangereux pour la santé, ne gâtent tant l'estomac, n'engendrent tant de maux de nerfs, ne vicient tant les sensations, et ne rendent le moral si inquiet, si querelleur, si difficile à satisfaire, et si ennemi de la vraie sympathie, que parce qu'ils dégagent plus d'électricité que les nerfs n'en ont besoin. Aussi, impossible d'avoir la pensée calme, les idées riantes et le caractère doux, bienfaisant et affectueux, quand on a le corps brûlé par le tabac, par le vin pur, par les liqueurs fortes et par un long régime épicé. Aussi la vie devient-elle une espèce de délire et de convulsion quand on a le malheur de s'habituer à une nourriture qui donne trop de sang et trop de fluide électrique.

DARTY.

Après?

DE LOSTALOT.

J'ai découvert que l'eau rougie, les viandes fraîches, les œufs, les pommes de terre, les fruits, le pain de froment et le poisson, suffisamment cuits, sans épices ni spiritueux, sont les moyens qui nourrissent le mieux le corps et qui forment le meilleur sang, sans surcharger les nerfs d'électricité et sans trop distendre les parois de l'estomac et des intestins. Aussi que de vieillards de plus et de maladies de moins si riches et pauvres voulaient cultiver le sol de manière à pouvoir se bien nourrir partout avec des viandes fraîches et avec des œufs, des pommes de terre, des fruits cuits, du poisson et du bon pain de froment! Aussi que de vieillards de plus et de maladies de moins si les populations agricoles n'allaient danser la polka à la ville que lorsque les greniers, les caves, les écuries et les poissonneries sont bien garnis de blé, de vin, de vaches, de veaux, de bœufs, de brebis, de porcs, de lapins, de volailles et de poisson à la campagne! Aussi que de vieillards de plus et de maladies de moins si les citadins, pour s'amuser et se distraire, organisaient des trains de plaisir qui allassent aider les agriculteurs à labourer leurs terres, à rentrer leurs récoltes et à creuser des poissonneries près des fontaines et sur les bords des cours d'eau ! Quoi de plus important que de bien nourrir et de bien loger l'ouvrier, cet homme précieux dont le travail pénible et épuisant maintient nuit et jour l'équilibre entre l'homme, les plantes, les animaux et les minéraux ! cet homme indispensable qui fait venir les aliments, fabrique les objets d'art, bâtit les asiles, soutient les faibles et les infirmes, soigne les malades, enterre les morts, assainit les climats, embellit les continents, féconde le sol, purifie la nature !

DARTY.

Après ?

DE LOSTALOT.

J'ai découvert que les légumes, les fruits, le lait, l'eau pure et le pain de maïs, de seigle, d'avoine, d'orge, de fèves, de sarrasin, de lentilles, de pois et de haricots, sans viande, sans œufs, sans poisson, sans pain de froment et sans vin, font trop prédominer la lymphe sur le sang, ne dégagent pas assez d'électricité pour les besoins des nerfs et des muscles, affaiblissent peu à peu tous les organes, et disposent aux hydropisies, aux obstructions, aux humeurs froides, aux ulcères et à toutes les maladies des vaisseaux blancs. Pour avoir la chair ferme et fraîche et le sang riche, sans dégoûter l'estomac, il n'y a donc rien de tel comme de bien associer les légumes, le lait et les fruits aux œufs, au poisson et aux diverses viandes suffisamment âgées ; comme de bien faire cuire tous ces aliments sans épices et sans spiritueux ; comme de les varier chaque jour, et de les prendre plutôt tièdes que froids ou chauds, et comme de les bien mâcher ou de les bien hacher et imbiber de salive avant de les avaler.

DARTY.

Après ?

DE LOSTALOT.

J'ai découvert que le régime de Cornaro, le centenaire, composé de douze onces d'aliments par jour et de quatorze onces de vin, ne prolongerait pas la vie de tous les individus comme il a prolongé la durée de la sienne, et qu'il vaut mieux que chacun mange et boive selon son appétit, selon ses besoins et ses forces, sans faire des repas copieux, sans trop se rassasier, sans se donner trop de graisse et trop de sang, sans trop s'exciter ni trop s'affaiblir, sans trop distendre les parois de l'estomac et des intestins. L'important, en effet, c'est de s'étudier de manière à ne se donner juste que le sang, la lymphe et l'électricité nécessaires; à faire trois ou quatre repas par jour qui ne fatiguent pas et n'engorgent pas outre mesure les entrailles; et à faire, surtout, le dernier repas au moins quatre heures avant de dormir, afin que le poids des aliments ne gêne pas la circulation de la lymphe et du sang pendant le sommeil. Autant donc il est nuisible de trop nourrir et de trop électriser le corps, autant il est nuisible de ne pas y faire naître assez de sang, assez de lymphe et assez d'électricité. — Ce sont le trop et le trop peu d'aliments solides et liquides qu'il est bon d'éviter et surtout les épices et les spiritueux, parce qu'ils dégagent trop d'électricité.

DARTY.

Après?

DE LOSTALOT.

J'ai découvert que les sueurs rentrées ne causent tant de maladies graves que parce qu'elles saturent aussi les nerfs d'électricité et remplissent les vaisseaux capillaires d'une foule de débris nuisibles qui empêchent le véritable renouvellement des molécules organiques. Aussi que de vieillards de plus et de maladies de moins si riches et pauvres avaient la précaution de rester aussi couverts l'été que l'hiver; d'avoir toujours à côté d'eux une longue et ample blouse en caoutchouc ou toile cirée, pour s'en couvrir toutes les fois qu'il pleut; d'avoir toujours à côté d'eux un épais mantelet en drap de laine, pour s'en couvrir toutes les fois qu'ils viennent de courir, de travailler et de transpirer; d'avoir une solide et chaude capote à toutes les voitures; d'avoir d'épais rideaux en laine autour de leurs lits pendant l'hiver; d'avoir une voilette en face des yeux, du nez et de la bouche pour ne pas respirer un air trop froid; de boutonner ou boucler les quatre angles des couvertures au matelas sur lequel ils dorment, pour ne pas se découvrir et se refroidir pendant le sommeil; d'éviter les boissons froides, les glaces et les acides pendant les fortes chaleurs; d'éviter les fraîcheurs que procurent les courants d'air, les siéges en pierre ou en fer et le contact de l'herbe verte; de tenir les portes et les fenêtres soigneusement fermées pendant la nuit; de ne pas marcher longtemps en face des vents froids; d'habiter des maisons où les chambres soient boisées et séparées plutôt par d'épaisses murailles en briques que par de minces cloisons!

DARTY.

Après?

DE LOSTALOT.

J'ai découvert que rien n'affaiblit autant nos organes et n'abrége autant la durée de notre vie comme de respirer un air qui soit constamment chaud. Aussi que de vieillards de plus et de maladies de moins si on séparait toutes les chambres plutôt par des murs en briques d'un mètre d'épaisseur que par de minces cloisons, et si, en Espagne, en Portugal, en Italie, et autres pays brûlés par un soleil trop ardent, on avait la précaution de construire toutes les maisons et tous les jardins au nord d'une épaisse et haute muraille! Pour qu'une maison fût réellement saine et favorable au cours de la vie, ne faudrait-il pas qu'elle pût abriter ceux qui l'habitent aussi bien contre la chaleur que contre le froid, et aussi bien contre la sécheresse que contre l'humidité ? ne faudrait-il pas qu'elle eût des chambres et des balcons au nord pour l'été et des chambres et des balcons au sud pour l'hiver ? Ne faudrait-il pas qu'elle fût proprement bâtie au milieu d'une prairie et d'un bosquet, et qu'elle se terminât plutôt par une élégante terrasse garnie d'arbrisseaux artificiels que par une toiture ? Ne faudrait-il pas qu'elle fût éloignée de toute grange et de tout amas d'eau et de fumier, et qu'elle eût toujours une cave aérée sous son rez-de-chaussée ?

DARTY.

Après ?

DE LOSTALOT.

J'ai découvert que par cela même que les maladies deviennent promptement lymphatiques et chroniques partout où l'air est humide et enfumé, par cela même il serait plus convenable de bâtir les hôpitaux plutôt loin des fleuves que près des fleuves, plutôt sur les coteaux que dans les bas-fonds, plutôt sur les coteaux qui avoisinent les villes qu'au centre de ces villes. Que de vieillards de plus, dans la suite des siècles, si on bâtissait l'Hôtel-Dieu de Paris plutôt près de l'Observatoire, au haut de Belleville, au haut de Chaillot, des Batignolles ou de Montmartre, que dans l'humide et froide cité, et si on établissait un petit hôpital provisoire dans chaque quartier pour y donner les premiers soins aux malades en attendant leur translation à l'hôpital extérieur principal ! Quoi de plus important que d'améliorer le service médical et pharmaceutique dans les villes que d'y créer de nombreux hôpitaux sur les coteaux ambiants les plus sains, où les riches puissent se faire bien soigner en payant, et les pauvres sans rien payer !

DARTY.

Après ?

DE LOSTALOT.

J'ai découvert qu'on ne vit moins longtemps à la ville qu'à la campagne que parce que l'air s'y trouve vicié par la fumée et par les diverses vapeurs que les manufactures, les fosses d'aisance et les eaux sales des ménages y dégagent, et parce que la respiration de cet air impur sature aussi les nerfs d'électricité sans bien renouveler le sang artériel. Aussi que de vieillards de plus et de maladies de moins dans les villes si on n'y employait plus que des combustibles épurés, si on y supprimait la fumée des cheminées, si on y recueillait toutes les immondices et toutes les eaux corrompues dans des tonneaux mobiles, si on y séparait chaque quartier, en tous sens, par de larges boulevards garnis d'arbres fruitiers ; si on y terminait toutes les habitations plutôt par des terrasses ornées d'arbrisseaux artificiels (où riches et pauvres pourraient respirer l'air pur, jouir des rayons du soleil, et égayer leur pensée par l'aspect de ces jardins aériens) que par des toitures !

DARTY.

Après ?

DE LOSTALOT.

J'ai découvert que l'agriculture actuelle est fausse et nuisible sous tous les rapports : fausse et nuisible, parce qu'elle ne fait pas venir assez de viande, assez de lait, assez d'œufs, assez de poisson et assez de pain de froment pour bien nourrir le pauvre et l'ouvrier, ni assez de laine et de bois pour les bien abriter ; fausse et nuisible, parce qu'elle laisse dévorer le sol par une foule de plantes dont l'homme et l'animal qui le nourrit pourraient se passer ; fausse et nuisible, parce qu'elle permet à l'eau pluviale de fuir le sol et d'emporter le sol avant d'avoir rempli sa mission fécondante ; fausse et nuisible, parce qu'elle expose à tout instant l'humanité a être décimée par la famine, faute de faire venir assez de vaches laitières, assez de brebis, assez de porcs, assez de volatiles, assez de poisson, assez de fruits et assez de légumes, à côté des céréales qu'une maladie peut compromettre. — Pour qu'il y ait plus de vieillards et moins de maladies, rien de plus urgent, par conséquent, que d'adopter un nouveau système agricole qui puisse mieux nourrir et mieux abriter les populations que l'agriculture actuelle.

DARTY.

Après ?

DE LOSTALOT.

J'ai découvert que riches et pauvres auraient partout assez de viande, assez de lait, assez d'œufs et assez de laine s'ils voulaient élever des vaches laitières, des brebis, des porcs et des volatiles dans toutes les propriétés rurales; s'ils voulaient faire les travaux agricoles plutôt avec de fortes vaches laitières qu'avec des bœufs, des mulets ou des chevaux.

DARTY.

Après?

DE LOSTALOT.

J'ai découvert que les nations ne seront à l'abri de la disette et de la famine, et des maladies qui en résultent, que lorsque la production des céréales sera constamment accompagnée par une production suffisante de viande, de lait, d'œufs, de poisson, de légumes et de fruits.

DARTY.

Après?

DE LOSTALOT.

J'ai découvert que riches et pauvres auraient partout assez de poisson s'ils voulaient creuser autant de poissonneries que possible près de toutes les fontaines où l'eau peut se renouveler, et sur les bords de tous les fleuves, de toutes les rivières, de tous les ruisseaux et de tous les lacs.

DARTY.

Après?

DE LOSTALOT.

J'ai découvert que riches et pauvres auraient partout assez de fruits s'ils voulaient remplacer les arbres d'agrément par des arbres fruitiers.

DARTY.

Après?

DE LOSTALOT.

J'ai découvert que riches et pauvres auraient partout assez de légumes pour eux et pour leurs animaux s'ils voulaient creuser un réservoir d'eau pluviale dans chaque champ et dans chaque vignoble, et établir un jardin potager, soigneusement arrosé, autour de chaque réservoir.

DARTY.

Après?

DE LOSTALOT.

J'ai découvert que riches et pauvres auraient partout assez de foin pour leurs animaux s'ils voulaient convertir en prairie permanente la moitié inférieure de toutes les parcelles en pente, et le pourtour, préalablement creusé, de toutes les parcelles en plaine, et s'ils voulaient s'arranger de manière à ce que chaque labour et chaque hersage, pendant les jachères, fissent pousser un fourrage légumineux différent, tel que trèfle rouge, pois ou vesces pendant l'hiver, et raves ou choux pendant l'été.

DARTY.

Après?

DE LOSTALOT.

J'ai découvert que riches et pauvres auraient partout assez de pain de froment s'ils voulaient faire venir le blé tous les deux ans (sur tous les sols arables, suffisamment consolidés avec de la marne ou de l'argile), après une jachère complète, dont le premier labour et le premier hersage, en août et septembre, enfouiraient le chaume précédent et feraient pousser une récolte de trèfle rouge, de pois ou de vesces; dont le deuxième labour et le deuxième hersage enfouiraient ce trèfle rouge, ces pois ou ces vesces en mai, et feraient pousser par-dessus une récolte de navets; dont le troisième labour et le troisième hersage enfouiraient ces navets en octobre et feraient pousser par-dessus une récolte de blé, convenablement sillonnée pour la faire égoutter.

DARTY.

Après?

DE LOSTALOT.

J'ai découvert que les deux récoltes différentes de plantes légumineuses dont je viens de parler, enfouies profondément pendant les jachères et couchées dans chaque sillon de charrue après les avoir préalablement fauchées, donnent au sol autant d'azote et de sels végétaux qu'une bonne fumure ordinaire faite avec du fumier d'écurie; qu'il en résulte au moins une économie de 50 pour 100, et que le sol se trouve ainsi mieux ameubli et mieux purifié par ces légumineuses que lorsqu'on se contente de le labourer à sec ou d'y laisser pousser un trèfle permanent. N'est-il pas évident, en effet, que les jachères faites à sec n'enlèvent pas la crasse des anciens blés, qui nuit tant aux nouveaux blés, tandis que les plantes légumineuses s'en nourrissent pendant les jachères qui les font pousser comme engrais ou comme fourrage?

DARTY.

Après?

DE LOSTALOT.

J'ai découvert que pour avoir beaucoup de blé il faut donc le semer après une jachère complète qui a fait enlever les débris du blé précédent, au moyen de deux récoltes de plantes à gousse telles que trèfle rouge, pois, fèves, navets, vesces, haricots, lentilles, convenablement enfouis sous le sol pendant leur floraison, ou fauchés comme fourrage vert pour être transformés en fumier animal dans les écuries.

DARTY.

Après.

DE LOSTALOT.

J'ai découvert que le maïs, le seigle, l'avoine, l'orge, et autres graminées enfouies pendant les jachères, ne purifient pas aussi bien le sol, après le blé, comme les légumineuses, par la raison qu'elles ont des épis comme le blé, et qu'elles ne se nourrissent pas avec les débris des anciens blés. Pour bien purifier et bien fumer le sol, il est donc nécessaire de faire végéter tour à tour les plantes à gousses et les plantes à épis.

DARTY.

Après ?

DE LOSTALOT.

J'ai découvert qu'en faisant pâturer sur place les deux récoltes de légumineuses qu'on peut faire pousser tous les deux ans pendant chaque jachère, on finit par bien fumer et bien purifier le sol, sans aucun frais de fumure, les frais de semences étant compensés par les animaux qui s'en nourrissent. Je ne compte pas les frais des labours et des hersages, puisqu'on les fait aussi bien dans les jachères sèches que dans celles qui font pousser des engrais verts.

DARTY.

Après ?

DE LOSTALOT.

J'ai donc découvert que les jachères sèches, quoique fumées avec du fumier d'écurie ou avec des engrais étrangers, ne purifient pas et ne fécondent pas aussi bien les sols à blé que les jachères qui font pousser et pourrir des légumineuses capables de se nourrir avec les détritus ou excréments des blés précédents.

DARTY.

Après ?

DE LOSTALOT.

J'ai découvert qu'en enterrant pendant deux années consécutives quatre récoltes de légumineuses vertes différentes, coûtant au plus soixante francs par hectare, le sol est aussi gras et aussi fécond pour le blé suivant que si on y transportait pour deux cents francs de bon fumier d'écurie, ou pour trois ou quatre cents francs d'engrais étrangers, et qu'il est possible, par conséquent, de faire partout une excellente et économique agriculture intensive au moyen des légumineuses vertes, sans dépenser les sommes, souvent ruineuses, que coûtent les engrais chimiques. En effet, quand une gelée, une grêle ou une inondation détruisent les blés, comment faut-il que les pauvres agriculteurs puissent supporter les frais excessifs que nécessitent ces fumures exceptionnelles? Est-ce que la meilleure, la plus simple, la plus économique, la plus saine et la moins fatigante de toutes les agricultures ne consiste pas à faire venir une récolte moyenne de blé tous les deux ans sur le même sol, après une jachère qui fait pousser des légumineuses vertes capables de nourrir les animaux, de purifier et de féconder ce sol? Ne sait-on pas que plus on fait pourrir des légumineuses et des céréales vertes sous le sol, plus sa fécondité augmente et se soutient, et que plus, au contraire, on le stimule avec la chaux et avec les engrais chimiques, plus sa fécondité diminue?

DARTY.

Après?

DE LOSTALOT.

J'ai découvert que riches et pauvres auraient partout assez de bois s'ils voulaient retenir l'eau pluviale au bas de chaque parcelle en pente convertie en prairie, et y faire pousser un nombre suffisant de peupliers, d'aunes et de saules, et s'ils voulaient clôturer toutes les parcelles et tous les chemins au moyen d'une double haie de laurier à grosses feuilles, au moyen d'une haie à laurier sur chaque bord du fossé qui sépare les chemins des parcelles.

DARTY.

Après?

DE LOSTALOT.

J'ai découvert que le sol peut donc utilement consommer toute la quantité d'eau que les nuages y versent; qu'une provision d'eau dans chaque parcelle est aussi nécessaire qu'une provision de fumier; que l'eau que les agriculteurs laissent perdre pendant les temps pluvieux manque constamment aux plantes pendant les temps secs; et que les nations ne pourront bien prévenir les inondations et les maladies qui résultent du trop de sécheresse des pentes et du trop d'humidité des plaines que lorsque chaque parcelle du sol sera cultivée de manière à retenir et consommer sa part d'eau pluviale.

DARTY.

Après?

DE LOSTALOT.

J'ai découvert que mon agriculture panhydre est donc plus favorable au cours de la vie humaine que les autres systèmes agricoles, soit parce qu'en retenant et utilisant l'eau pluviale dans chaque parcelle elle empêche cette eau d'emporter les terres délayées et de faire déborder les fleuves, les rivières et les ruisseaux; soit parce qu'au lieu de laisser perdre ce fluide fécondant, elle en fait pousser un surcroît de foin, de légumes et de peupliers; soit parce qu'elle établit des poissonneries particulières près de toutes les fontaines et de tous les cours d'eau où ce fluide peut se renouveler sans entraîner le poisson; soit parce qu'elle fait venir des vaches laitières et des brebis dans toutes les propriétés rurales; soit parce qu'elle remplace les fleurs par des légumes et les arbres d'agrément par des arbres à fruit; soit parce qu'elle consacre l'argent superflu plutôt à faire venir un surcroît d'aliments et à bâtir de saines demeures qu'à des objets luxueux dont on peut se passer.

DARTY.

Après?

DE LOSTALOT.

J'ai découvert que par cela même que les maladies chroniques sont toutes entretenues par l'affaiblissement des vaisseaux blancs, et par des débris lymphatiques ou des virus arrêtés dans ces vaisseaux ou déposés dans les cavités séreuses, par cela même on peut s'en mieux guérir dans les climats tempérés, où l'air est tour à tour chaud et frais, comme à Pau, par exemple, que dans les climats constamment chauds ou constamment froids. En effet, une chaleur constante achève d'énerver le corps, et un froid continu et trop fort empêche la libre sortie des matières nuisibles qui engorgent les organes. En effet, l'air vif, tempéré et souvent agité des Pyrénées, et le beau ciel de cette contrée, sont éminemment propres au développement électrique et à la restauration sanguine qui peuvent hâter la guérison.

DARTY.

Après?

DE LOSTALOT.

J'ai découvert que les maladies des vaisseaux blancs, telles que: dartres, boutons, glandes, œdèmes, hydropisies, glaires, obstructions, catarrhes, pertes, ulcères, inflammations contagieuses, etc., maladies que je traite spécialement depuis trente ans, ne peuvent guérir radicalement qu'à la condition de transformer en matières binaires les germes et les matières lymphatiques dégénérées quaternaires qui les entretiennent, et qu'à la condition d'en expulser à la fois tous les débris par les pores muqueux et par les pores cutanés, conformément à la loi excrétoire naturelle, qui fait marcher à la fois toutes les excrétions. — J'ai découvert aussi que les maux contagieux abrégent de plus en plus la vie des populations, parce qu'on a l'imprudence de guérir trop vite les inflammations extérieures nécessaires à l'expulsion du virus.

DARTY.

Après ?

DE LOSTALOT.

J'ai découvert que les névralgies, les picotements, les crampes, les convulsions, le délire et les fièvres chaudes sont le résultat d'un développement anormal d'électricité. Voilà précisément pourquoi les personnes saines se trouvent constamment incommodées toutes les fois qu'elles couchent à côté des malades qui ont la fièvre et les nerfs agités. — J'ai constaté des cas nerveux où le développement électrique était même assez fort pour faire fendre avec bruit les vitres, les verres et les carafes qui se trouvaient près des malades.

DARTY.

Après ?

DE LOSTALOT.

J'ai découvert qu'un long régime adoucissant, sans épices, sans spiritueux, sans vin pur, sans ail, sans oignon, sans crudités et sans gourmandises, coûtant au plus quinze ou vingt sous par jour, est le moyen qui préserve le mieux des maux de nerfs, des fièvres et des inflammations. La vérité est que, grâce à ce simple et peu coûteux régime, il y a quarante-cinq ans que je ne m'alite que pour dormir sept ou huit heures par nuit. La vérité est aussi que, grâce à l'heureuse habitude que j'ai prise de travailler sans cesse et de vivre simplement et économiquement, je suis parvenu à gagner assez d'argent, non-seulement pour obtenir mon diplôme de docteur en médecine, mais aussi pour nourrir et entretenir mon père, ma mère, six frères et sœurs, et ma nombreuse famille. Je suis donc une preuve vivante que l'hygiène n'est pas un vain mot et que les aliments doux conservent mieux la santé et la vie que les aliments excitants.

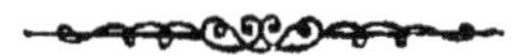

ORDONNANCE

DONNE-VIE

DU

DOCTEUR J. P. DE LOSTALOT-BACHOUÉ

POUR POUVOIR

VIVRE PLUS DE 80 ANS SANS INFIRMITÉS

-oOo-

1° Pratique sincère de la religion et de la morale et foi religieuse, fortifiée par l'étude de la médecine, de la physiologie et de la géologie.

2° Demi-diète maigre chaque vendredi et chaque samedi, afin d'affamer les organes et de les forcer de consommer l'excès de sang et de lymphe produit par les aliments gras du reste de la semaine.

3° Trois légers repas par jour, plutôt debout qu'assis; le dernier quatre heures au moins avant de dormir.

4° Aliments suffisamment cuits, aucune crudité, eau bien filtrée, changer chaque jour de viande et de légumes, un seul verre d'eau rougie par repas, aucune boisson entre les repas.

5° Viandes, lait, œufs, poisson, légumes, fruits et pain de froment, cuits sans épices ni spiritueux, et bien mâchés ou réduits en bouillie avant de les avaler.

6° Autant de vaches laitières, brebis, porcs et volatiles que possible dans toutes les propriétés rurales.

7° Autant de poissonneries que possible près de toutes les fontaines et sur les bords des fleuves, des rivières, des ruisseaux et des lacs.

8° Arbres à fruits à la place de tous les arbres inutiles ou peu utiles.

9° Réservoir d'eau pluviale dans chaque champ, chaque vignoble, chaque prairie, chaque pâturage et chaque bois et jardin à légumes, soigneusement arrosé autour de chaque réservoir.

10° Prairie permanente et pépinière de peupliers et d'aunes à la moitié inférieure de toutes les parcelles en pente, double haie en laurier pour clôturer les parcelles et pour limiter les bords des chemins.

11° Blé et fèves ensemble tous les deux ans sur tous les sols arables, raffermis avec de la marne ou de l'argile, après une jachère dont les labours et les hersages font pousser deux fourrages légumineux différents à la suite l'un de l'autre, ou deux engrais verts légumineux différents enfouis au moyen de ces labours.

12° Autant de volatiles et d'œufs que possible dans tous les ménages, au moyen du blé superflu.

13° Chambres et balcon au sud pour l'hiver, et chambres et balcon au nord pour l'été.

14° Plutôt un jardin à plantes artificielles qu'une toiture au haut de chaque maison et de chaque palais.

15° Murailles et cloisons en briques d'un mètre d'épaisseur, afin d'éviter les maladies et les accidents qui résultent du trop de froid, du trop de chaleur, des incendies, des coups de vent et des tremblements de terre.

16° Cave suffisamment aérée sous tous les rez-de-chaussée, à la ville et à la campagne.

17° Tonneaux mobiles pour les immondices et pour les eaux sales des ménages.

18° Combustibles épurés pour éviter la fumée des cheminées.

19° Arbres et prairie autour de chaque maison rurale, capables d'y absorber les mauvais miasmes.

20° Dans les bas-fonds, maisons à trois ou quatre étages, pour pouvoir dormir au-dessus de la couche de brouillard qui rase le sol.

21° Dans les pays très-chauds, maisons et jardins au nord d'une haute et épaisse muraille, et dans les pays très-froids, au sud de cette muraille.

22° Large vase d'eau pure dans toutes les chambres pendant les sécheresses, et caisse de chaux ou de charbon de bois, et feux de cheminée pendant les longues pluies.

23° Lits très-inclinés de la tête aux pieds, placés au milieu des chambres et entourés d'épais rideaux en laine.

24° Lits sur des essieux roulants, afin de pouvoir facilement soulever les malades alités.

25° Couvertures boutonnées ou bouclées au matelas sur lequel on dort.

26° Ample pardessus en caoutchouc, toile cirée ou cuir imperméable toutes les fois qu'il pleut.

27° Plutôt un épais mantelet sur le dos, toutes les fois qu'on sue ou qu'on vient de suer, que de changer à tout instant de linge.

28° Voitures solides, chauffées à l'eau bouillante pendant l'hiver.

29° Pendant les froids, étriers à l'eau bouillante pour ceux qui voyagent à cheval.

30° Bureaux, comptoirs, chambres plutôt chauffés au moyen de vases fermés emplis d'eau bouillante qu'au moyen de feux de poêle ou de cheminée, capables de vicier l'air.

31° Globe en fil de fer s'ouvrant en deux moitiés et s'ajustant autour du cou des chiens, pour les empêcher de mordre et d'être mordus.

32° Œillères élastiques, munies de deux guides spéciales, pour cacher à volonté la vue des objets aux chevaux et pour les arrêter instantanément quand ils veulent s'emporter. Scier les cornes aux bœufs et aux vaches pour les empêcher de nuire.

33° Écoles, casernes, manufactures et hôpitaux plutôt sur les coteaux qui avoisinent les villes qu'au milieu de l'air humide et enfumé de ces villes, afin que les professeurs, les élèves, les militaires, les ouvriers manufacturiers et les malades puissent mieux éviter les épidémies, les maladies lymphatiques et les maladies chroniques.

34° Ferme-modèle autour de chaque école, de chaque caserne, de chaque manufacture et de chaque hôpital, afin que leurs habitants puissent s'y fortifier en s'y livrant chaque jour à l'agriculture pendant quelques heures.

35° Larges boulevards garnis d'arbres fruitiers, et séparant en tous sens chaque quartier dans les villes, afin de bien prévenir les épidémies et les graves incendies.

36° Vitesse de six lieues à l'heure sur les chemins de fer.

37° Travail intellectuel le matin, et travail manuel l'après-midi.

38° Sept ou huit heures de sommeil par nuit.

39° Obéissance aux lois, et plutôt le mariage civil et religieux à tout âge, que la tristesse délétère de la vie solitaire.

40° Ne jamais s'occuper du prochain que pour lui faire du bien.

41° Rester calme, impassible et sans haine devant toutes les calomnies et toutes les tribulations.

42° S'habituer à se nourrir, à se vêtir et à se loger aussi simplement que possible, afin d'avoir toujours assez d'argent sans contracter des dettes.

43° En toutes choses pratiquer plutôt la vertu, qui conserve les organes, que le vice qui les démolit.

EXTRAIT DU RAPPORT

DE

L'ACADÉMIE IMPÉRIALE DE MÉDECINE DE PARIS

SUR LA

THÉORIE ÉLECTRO-CHIMIQUE DE LA VIE

Publiée le 24 Juin 1828

PAR LE DOCTEUR J. P. DE LOSTALOT-BACHOUÉ,

DE VIALER (BASSES-PYRÉNÉES)

« En résumé, le système physiologique de M. le docteur Bachoué, qui vient de nous occuper, est bien lié dans toutes ses parties, mais, malgré les probabilités qu'il peut offrir sous certains rapports, on ne doit le considérer que comme une hypothèse ingénieuse jusqu'à ce que les principes qu'il renferme soient convertis en vérités susceptibles de démonstration, par des expériences directes. Toutefois, il décèle dans son auteur un véritable talent. Aussi votre Commission vous propose-t-elle de déposer ce travail honorablement dans vos Archives, et d'adresser une lettre de remercîments à M. le docteur Bachoué, en l'engageant à tenter une série d'expériences propres à vérifier et à consolider la théorie qu'il propose. »

Signé: **ADELON, CLOQUET & OLLIVIER,** *Rapporteurs.*

Lu et adopté en séance, le 24 Juin 1828.

Le Secrétaire de la Section, signé: **ADELON.**

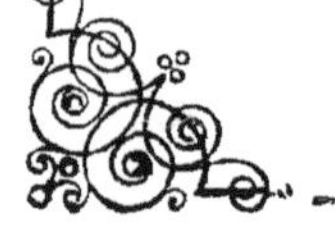

Paris. — Typ. Morris et Comp., rue Amelot, 64.

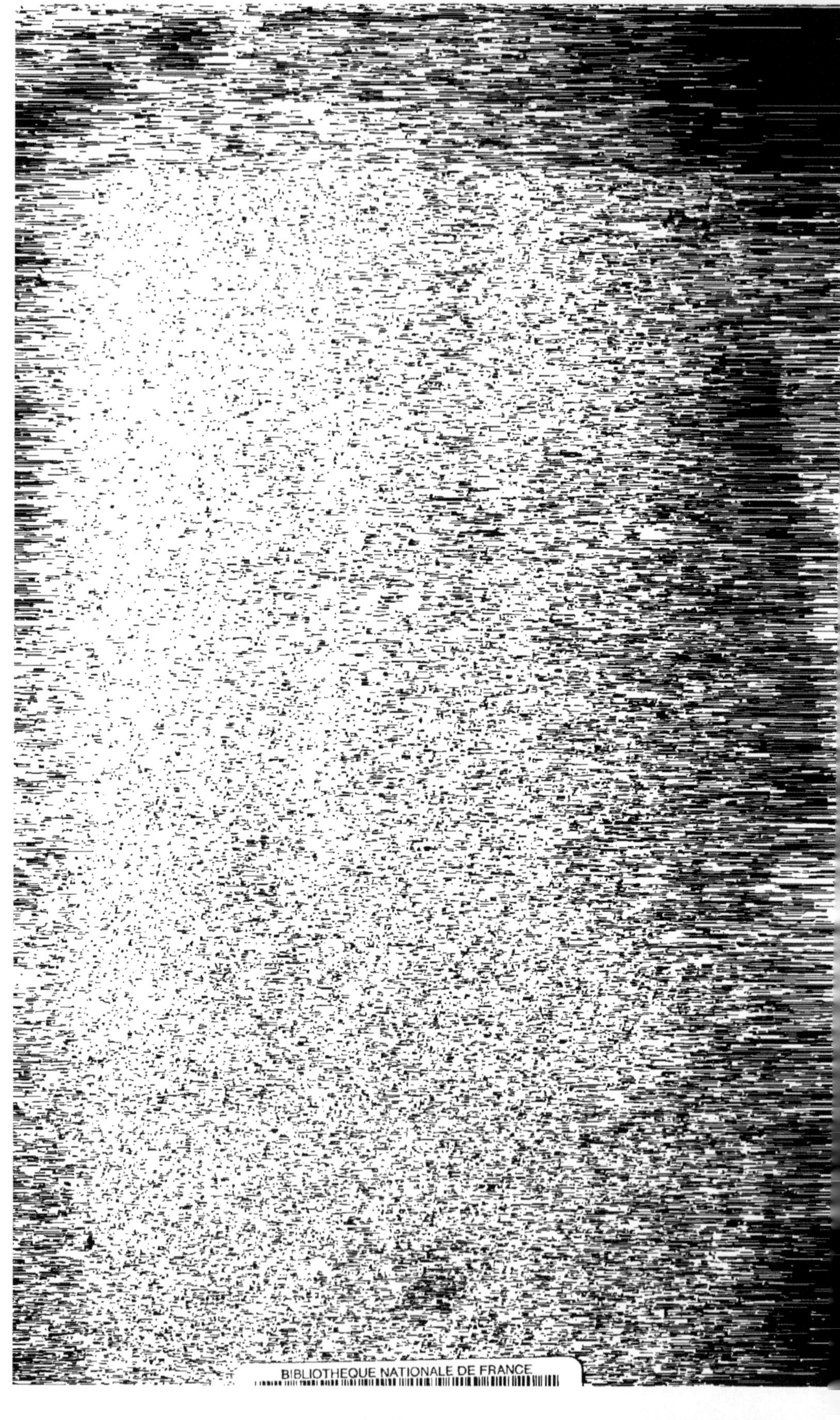

www.ingramcontent.com/pod-product-compliance
Ingram Content Group UK Ltd.
Pitfield, Milton Keynes, MK11 3LW, UK
UKHW020221200726
13856UKWH00004B/1534